LA MÉDECINE

ET

LE MONOPOLE

PARIS

IMPRIMERIE DE L. TINTERLIN ET Cᵉ

rue Neuve-des-Bons-Enfants, 3

LA MÉDECINE

ET

LE MONOPOLE

PAR

LE DOCTEUR ROMAIN VIGOUROUX

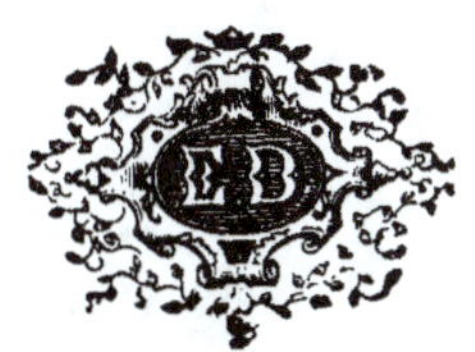

PARIS

E. DENTU, LIBRAIRE-ÉDITEUR

PALAIS-ROYAL, 13 ET 17, GALERIE D'ORLÉANS

—

1862

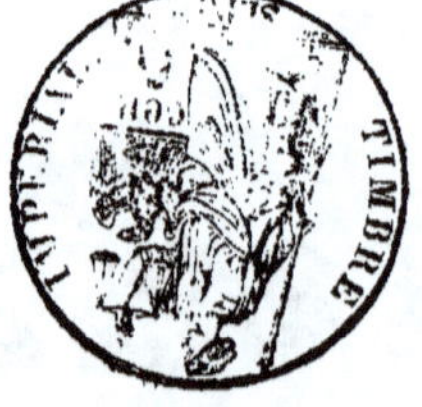
IMPERIAL
TIMBRE

L'exercice illégal de la médecine a beaucoup occupé les médecins et l'autorité. Cependant, les moyens de répression dont dispose la loi et les efforts isolés ou collectifs des médecins, sont restés impuissants à détruire cet abus.

Depuis plusieurs années, je suis convaincu que le meilleur système serait de laisser le public juger lui-même ce qui lui convient, et de renoncer à toute réglementation de l'exercice de la médecine.

Cette manière de voir me semblait tellement simple, que je pensais que l'expérience de tous les jours ne tarderait pas à en montrer la justesse ; j'espérais au moins qu'un de mes aînés dans la profession se chargerait de la présenter au public. Il n'en a pas été ainsi. Tout le monde reconnaît la nécessité d'un changement de la législation sur ce point, mais un grand nombre de personnes voudraient y voir introduire des dispositions plus sévères.

Dans ce travail sont exposés successivement quatre objets principaux :

1º Le côté arbitraire du régime actuel de la médecine ;

2º Son insuffisance absolue dans la pratique, et ses effets pernicieux relativement au public et à la profession médicale ;

3º Quelques-unes des véritables causes de l'exercice illégal ;

4º Les avantages de divers ordres qui résulteraient d'une réforme libérale.

LA MÉDECINE

ET

LE MONOPOLE

CHAPITRE PREMIER

§ Ier.

En France, nul ne peut exercer la médecine s'il ne possède un diplôme de docteur ou d'officier de santé. — Les contrevenants sont punis de l'amende ou de la prison.

Il résulte de ces dispositions légales, qu'un malade ne peut, sans se rendre moralement complice d'un délit, consulter d'autres médecins que ceux diplômés par la Faculté.

La santé se trouve donc au nombre des choses que l'État a la prétention de réglementer. — Voilà un résultat singulier et trop peu remarqué jusqu'à présent. C'est une restriction notable de la liberté individuelle dans son attribut en apparence le moins contestable. — Il importe d'examiner si une pareille anomalie dans nos institutions libérales est motivée ou non par quelque intérêt supérieur.

La loi a évidemment été rédigée en vue de protéger le

public contre le charlatanisme. — D'une manière générale, elle semble avoir considéré la médecine comme un instrument difficile à manier, et qui pourrait devenir dangereux entre des mains inexpérimentées ; il était dès lors naturel qu'elle voulût prévenir le mal que des médecins improvisés pourraient faire à leurs malades.

L'autorité intervient avec une intention analogue de protection dans un grand nombre de circonstances de la vie sociale (réglementation de la voierie, des arts insalubres, etc.). Elle pourrait multiplier ses motifs d'intervention d'une façon arbitraire, si une condition n'en limitait le nombre, et cette condition est celle-ci : La société ne doit protéger l'individu qu'autant qu'il est impuissant à se protéger lui-même. Faire plus, serait empiéter sur la liberté de l'individu, qu'elle doit garantir au même titre que sa sûreté. Je me borne à énoncer ici le principe, sans entrer dans les détails de son application.

Ainsi, on comprend que l'autorité exerce son contrôle sur tous les actes qui pourraient compromettre la sécurité des citoyens à leur insu ou malgré eux. Or, ce caractère de force majeure ou d'imprévu existe-t-il dans le fait de l'exercice illégal de la médecine, et peut-on dire que la loi protège le public contre les charlatans au même titre que contre les accidents qui pourraient l'atteindre malgré lui ? — Sous le rapport du danger, l'assimilation peut être juste ; elle cesse de l'être à tous autres égards.

Un malade qui consulte un médecin sans diplôme s'expose à un danger, c'est vrai ; mais à *priori* on n'en sait rien ; il a le droit de se prétendre, à cet égard, mieux informé que personne. En tout cas, il s'y expose de son plein gré et en toute liberté d'appréciation. Le secours médical qu'il va chercher ne peut être assimilé, bien qu'irrégulier, à un danger impossible à prévoir ou à éviter.

Dès lors, de quel droit interdire à un malade d'avoir confiance en ce médecin? Pourquoi gêner son choix, sous prétexte d'une protection dont il n'a que faire et qu'il repousse?

En résumé, par rapport aux faux médecins, la répression de l'exercice illégal paraît n'être hostile qu'aux manœuvres de quelques intrigants. Mais si on la considère au point de vue des malades, elle apparaît sous son vrai jour, comme une restriction de la liberté de penser en matière de médecine.

§ 2.

Ce qui amène un malade auprès de tel médecin plutôt que de tel autre, ce n'est pas seulement le hasard ou la réputation professionnelle du médecin. Le plus souvent, un tout autre ordre d'idées est sous-entendu. Il suffit, pour s'en convaincre, de chercher quel rang occupent les idées médicales dans tous les esprits. La médecine ne se tient pas en dehors du mouvement intellectuel général. Placée au sommet du système des sciences, elle doit en ressentir le mouvement et le résumer. Les divisions qui séparent les écoles philosophiques au sujet des grands problèmes métaphysiques, se prolongent à travers la médecine et y créent autant de systèmes distincts que ces problèmes ont reçu de solutions. Toutes les formes de l'esprit s'y trouvent donc représentées, et cela doit être, car l'étude de la médecine n'a pas le don de transformer le caractère des esprits qui s'y livrent. Devenus médecins, ceux qui étaient auparavant rationalistes, spiritualistes, etc., font de la médecine rationaliste, spiritualiste.

Ainsi, ces qualifications philosophiques, si puissantes à créer des liens ou des antagonismes, servent aussi à distinguer les opinions médicales entre elles. En même temps elles les rattachent aux opinions philosophiques dont elles procèdent. De sorte qu'à une variété quelconque de système métaphysique correspond une variété de système médical. Ce n'est pas qu'une logique bien sévère ait présidé à ces accouplements. Ils ont lieu, et c'est le point capital.

Maintenant, qu'on suppose un homme, tenant par réflexion ou par instinct à une fraction philosophique quelconque, ira-t-il trouver un médecin dans l'opinion corrélative de la sienne ou en dehors? Sans qu'il soit nécessaire de citer des exemples trop précis, les faits répondent. Les clients d'un médecin offrent, en général, une certaine homogénéité d'appréciations et de sympathies, même sur les sujets étrangers à la médecine, et les libres penseurs n'ont recours, d'ordinaire, ni à la même médecine, ni au même médecin que les partisans du principe d'autorité. En somme, dans les préoccupations du public, la médecine et les médecins sont quelque chose de plus qu'un détail isolé. Ils y prennent place à côté des plus grands intérêts moraux et intellectuels. Ils dépendent essentiellement de ce domaine moral dont la liberté complète est plus précieuse que tout aux hommes d'aujourd'hui. Si l'on se rend bien compte de ces connexions de la médecine, on comprendra que les lois qui la réglementent portent, en réalité, sur une forme de la liberté de conscience. Résultat grave et bizarre, dans un pays où l'on est si fier d'avoir acquis, en principe, cette liberté. Bien plus, non-seulement l'autorité apporte du trouble à ces actes de la conscience, mais souvent elle les supprime complétement. En effet, que feront ces malades, dont les sympathies philosophiques n'ont point de corrélation dans la médecine officielle? A qui pourront-ils s'adresser, puisque, en dehors du corps officiel, ils ne peuvent placer leur confiance en personne, sans le désigner, par cela même, aux poursuites judiciaires?

§ 3.

La situation de la médecine est exceptionnelle. Elle représente surtout un intérêt moral, c'est ce qui devrait l'exempter de toute ingérence de l'État. On cherche vainement ce qui lui vaut de faire exception, sous ce rapport, aux autres grands intérêts. On dit que c'est en raison de l'importance même de celui-ci que l'État a cru devoir s'en réserver la tutelle. Est-il donc admis que les droits du citoyen sont d'autant plus réglementés qu'ils sont plus incontestables, plus personnels et d'un ordre plus supérieur? A ce compte, pourquoi est-on libre de choisir sa religion, de régler l'éducation de ses enfants, de nommer ses représentants, tandis qu'on n'est pas libre de choisir son médecin? De cette différence, il faut de toute nécessité conclure que la médecine est plus importante que tout cela, ou bien qu'elle est plus au-dessus de la portée d'esprit du vulgaire. Quant à son importance comparative, si la loi a jugé le salut des âmes moins essentiel que celui des corps, au moins elle ne l'a pas dit; mais pour laisser de côté la religion, la liberté d'enseignement et le suffrage universel, que de détails de la vie sociale sont laissés libres et pourtant sont d'une importance pratique au moins égale à celle de la médecine? Par exemple, lequel est pire pour la société : le traitement d'une maladie mal dirigé, ou bien une œuvre d'art mal exécutée? car, en fin de compte, les médecins n'ont point à traiter que des maladies mortelles, et le nombre est assez grand de celles qui pourraient se passer de leur secours. Chacun peut multiplier aisément les comparaisons de ce genre.

D'un autre côté, si l'on examine la question de compétence, comment admettre que des gens assez éclairés pour choisir en dernier ressort leur religion, leurs représentants politiques, l'éducation de leurs enfants, ne le soient point assez pour se diriger dans le choix d'un médecin.

J'accorde de grand cœur que l'éducation médicale du public est tout entière à faire; mais les connaissances théologiques, politiques, pédagogiques sont-elles donc si répandues? et si l'on admet pour ces trois objets que l'exercice du droit est la meilleure initiation à son usage judicieux, pourquoi ne pas l'admettre aussi pour la médecine?

Tout cela est possible, dira-t-on. Mais voyez, d'après les superstitions étonnantes que révèlent les procès, à quelles absurdités se laisserait aller le public, en fait de médecine, s'il était livré à lui-même. On verra plus loin si les préjugés des gens du monde ne sont pas leur protestation naturelle contre la médecine qui leur est imposée.

Pour le moment, ce n'est point la question. Que les clients de l'exercice illégal se trompent grossièrement, c'est probable ; mais ce qui est incontestable, c'est leur droit de raisonner comme bon leur semble en pareille matière. Quoi que l'on fasse pour les remettre dans le vrai, on ne pourra jamais qu'opposer une opinion à une autre opinion, et c'est à quoi les arguments tirés du Code pénal ne sont jamais bien venus.

§ 4.

On ne s'est pas borné à invoquer, en faveur de la loi, l'intérêt des malades. Ce qui paraîtra extraordinaire, c'est que pour le maintenir, on se soit appuyé sur l'intérêt des médecins. Suivant cette manière de voir, le monopole de la profession est, pour le médecin diplômé, la compensation légitime des sacrifices de temps et d'argent nécessités par ses études. — En principe, un tel raisonnement est inadmissible. — I ne suffit pas qu'un homme ait fait des efforts en vue d'un résultat, pour que celui-ci lui doive être garanti par l'État. Les médecins sont les seuls à avoir une pareille prétention. Cependant leur carrière n'est pas la seule dont l'initiation soit longue et pénible. Les arts, l'industrie en offrent qui pourraient lui être comparées sous ce rapport ; mais dans toutes, on n'attend le prix des efforts que l'on a faits que de ces efforts mêmes. Nos ingénieurs, nos artistes, ont bien aussi quelques épreuves à traverser avant d'être en possession de leurs titres. Pourtant ils ne récusent aucune concurrence. Par compensation, quoique rien ne les impose au choix du public, il n'est encore venu à l'idée de personne de demander à d'autres de faire œuvre de leur spécialité. C'est pour la médecine seulement que l'on est porté à chercher en dehors de la profession des capacités notables. N'est-ce point à cette prétendue protection de la loi qu'il faut reprocher cette exception ?

Quelques personnes, voulant définir la protection garantie au corps médical, ont comparé cette protection à celle que le gouvernement accorde aux industries dont il veut favoriser le développement. Comparaison à la fois fausse et blessante pour la médecine. Car on ne protége que les branches de l'industrie nationale trop faibles pour résister à la concurrence étrangère. Abstraction faite des autres points de la comparaison, on peut dire que s'il est une chose en France dont le développement puisse se passer d'un pareil secours, c'est la médecine. Au reste, on sait quel changement s'effectue dans l'opinion sur l'efficacité de la protection et le privilége en matière d'industrie. Il serait singulier qu'un des derniers exemples en fût donné par la profession la plus libérale par nature.

On a pu voir, par ce qui précède, si la prétention de réglementer la médecine est légitime. — Passant maintenant à l'examen des faits, nous allons vérifier si elle est justifiée par quelques résultats utiles.

CHAPITRE II.

§ 5.

Il est intéressant, pour notre objet, d'étudier l'état actuel de la répression de l'exercice illégal. Pour apprécier les effets utiles de la répression, il faut examiner les procès qu'elle motive et leurs conséquences immédiates.

Un grand nombre de ces procès se compliquent de la prévention d'escroquerie. — On comprend qu'il ne sera question ici que de ceux où la prévention d'exercice illégal existe seule. Leur physionomie est assez uniforme.

Les prévenus (assez souvent ce sont des femmes), sont tantôt des aventuriers de bas étage, tantôt des sortes d'illuminés pressés par le besoin de jouer un rôle, et qui se sont faits leurs premières dupes. Pour tous, le trait le plus saillant est le faible développement de l'intelligence. Ils sont presque tous complétement illettrés.

Les moyens qu'ils emploient dans le traitement de leurs

malades, varient depuis l'amulette magique jusqu'aux ordures les plus bizarres, en passant par les herbes exotiques,
les poudres les plus hétérogènes et même quelques formules simplement empruntées à la pharmacie ordinaire.
— Ces détails pourraient prêter à des développements
anecdotiques sans fin ; mais ils ne sont pas essentiels à
notre sujet.

Supposons seulement un de ces prévenus d'exercice
illégal devant les juges, et voyons quel genre d'utilité répressive résultera du procès.

Voici donc comment les choses se passent :

On entend d'abord les témoins. — Les uns ont donné
de l'argent, ont exécuté les remèdes prescrits, mais ils
n'ont pas été guéris. — L'avocat du prévenu fait remarquer que pareil événement n'est pas inconnu dans la
pratique des médecins diplômés.

Les témoins d'une seconde catégorie racontent qu'ils
avaient été déclarés incurables par les médecins. — Ils
étaient *abandonnés*. — Le prévenu les a guéris. Il est vrai
qu'ils lui ont donné de l'argent en échange de ses soins,
mais ç'a été de grand cœur et sans qu'il le demandât. Du
reste, ils sont convaincus qu'il est poussé uniquement
par l'amour de l'humanité, qu'il traite gratuitement les
pauvres, etc.

D'autres témoins, non moins incurables que les précédents, avaient dans le prévenu une confiance que le procès
a changé en fanatisme. Ils sont en traitement, c'est-à-dire,
selon eux, en voie de guérison. Ils parlent avec amertume
de l'inhumanité qu'il y a de les séparer de l'auteur unique
de leur salut. Si la médecine officielle se déclare impuissante à les guérir, qu'au moins elle n'empêche pas de le

faire ceux qui le peuvent. Si le prévenu a commis une faute en les soulageant, ils en réclament leur part de responsabilité et demandent à s'asseoir sur le même banc. — La justice les considère comme des dupes. — Ils repoussent cette appellation. Ils ont agi avec connaissance de cause et veulent être considérés comme complices.

Enfin on interroge le prévenu. — Tantôt il juge prudent de garder le silence; tantôt il continue résolument son rôle. — Qu'a-t-il à se reprocher? demande-t-il. Il s'est senti le pouvoir de guérir les malades, et il les a guéris. Il a suivi en cela l'exemple du Christ. Mais s'il est maintenant victime d'une persécution, il sait d'où elle vient. — C'est la Faculté, c'est l'Académie de médecine qui se sont senties menacées dans leur existence par les éclatants succès de son herbe, de sa pommade, de son sirop. Après avoir essayé de le tuer par le silence, on veut maintenant le supprimer par la force. — Il demande qu'on expérimente son système, comparativement à ceux de ses adversaires, etc.

L'avocat du prévenu ne manque guère de le présenter comme un bienfaiteur de l'humanité, et, pour mieux défendre son client, il attaque violemment la médecine. — Il demande où se trouve dans notre science cette certitude au nom de laquelle on prétend condamner, *a priori*, toute innovation conçue en dehors d'un certain cercle. Combien de fois n'a-t-on pas vu les découvertes les plus utiles niées, et leurs auteurs repoussés par les corps savants. Et, en médecine, la circulation du sang, l'émétique, etc., n'ont-ils pas soulevé, à leur apparition, l'opposition systématique la plus violente? — Que les médecins, avant de régler ce que l'on doit croire ou rejeter, commencent par se mettre d'accord entre eux.

Le ministère public fait enfin descendre le prévenu du piédestal où il s'est tenu pendant toute l'audience. Il examine si le délit d'exercice illégal a été commis, et conclut affirmativement que la loi protectrice de l'existence des citoyens a été violée.

En conséquence, le prévenu, reconnu coupable d'avoir enfreint une loi protectrice de la vie des citoyens, est condamné à quinze francs d'amende.

§ 6.

On ne voit pas tout d'abord quelle utilité peut avoir une pareille application de la loi. Pour l'apprécier, il faut examiner si elle est vraiment de quelqu'efficacité pour diminuer le charlatanisme, et, d'un autre côté, si elle n'est pas la cause de quelque défaveur pour la profession qu'elle est censée sauvegarder.

Pour ce qui est de l'efficacité de la répression, le développement énorme de l'exercice illégal, le nombre des récidives servent de réponse. — Il ne faut point s'en étonner. — Pour un médicastre, une condamnation vaut un diplôme de médecin. Avant son procès, il recrutait péniblement ses malades, un à un, à grand renfort de compères et de mise en scène. Et il ne pouvait pas en être autrement tant qu'il n'avait d'autre garantie que la sienne de son propre mérite. Dès qu'il est traduit devant la justice, il a un titre, celui d'adversaire ou de victime de la Faculté, et il ne tarde pas à s'apercevoir que, pour le succès de son industrie, ce procès lui tient lieu de la publicité la plus étendue et la plus efficace. — En effet, devant le tribunal, on a représenté le charlatan comme antagoniste des doctrines de la Faculté. C'était donner à croire que, lui aussi, avait des doctrines. Aussi, désormais, tous les mécontents, tous les impatients de la médecine officielle sauront à qui s'adresser.

Par une équivoque très-concevable et qui est presque forcée lorsque des médecins se sont portés parties civiles, la grande majorité du public s'imagine que le charlatan a plaidé contre la Faculté elle-même. Et comme après un procès formidable on le voit continuer à exercer la médecine, on se figure qu'il a gagné. Quant à l'objet du débat, on n'en a qu'une vue confuse. Un seul point reste clair, c'est qu'un débat judiciaire a eu lieu entre la Faculté et lui, et que c'est lui qui a eu le dernier mot. Combien de fois n'ai-je pas entendu dire : Il faut bien pourtant que M. *** ait un grand mérite, puisqu'il a gagné tous les procès que lui a faits la Faculté.

L'utilité que le charlatan retire de ces poursuites ne se borne point là. Il invoque, plus tard, le souvenir du procès, comme preuve authentique des guérisons dont il a été parlé devant le tribunal. Et quelle sorte de preuve est plus authentique que la preuve judiciaire. Il s'en autorise aussi pour prendre le rôle, toujours sympathique au public, d'homme qui subit des persécutions pour l'amour de la vérité. Pour donner ses consultations, il affecte de se cacher, comme les premiers chrétiens qui célébraient leur culte dans les catacombes. Et il faut voir avec quelle amertume il parle, dans ses écrits, de la nécessité de soustraire tout le bien qu'il fait à la vigilance de la *police médicale*.

Il me serait difficile de préciser davantage sur ce point sans citer des faits, et, par conséquent, sans commettre une sorte de délation ; ce serait à la fois inutile, injuste et maladroit. — Je crois en avoir assez dit pour montrer que l'intention de la loi est tout à fait trahie par l'application.

Croit-on, maintenant, que la médecine ait beaucoup à gagner en prestige et en autorité à de semblables discussions? Presque toujours, surtout lorsque le prévenu possède une certaine notoriété, le débat se déplace et s'élargit. L'accusation reproche au prévenu d'avoir traité des malades. — La défense répond qu'il les a guéris, et c'est sur la réalité de ce point et sur les mérites comparatifs de la médecine des médecins et de celle du prévenu que se continue la discussion. Dans toute sa durée, une seule voix s'est élevée en faveur de la médecine officielle, la voix du ministère public. Et, encore, la portée des paroles du magistrat peut-elle se trouver singulièrement atténuée, lorsque, par exemple, il se luxe l'épaule au sortir de l'audience et envoie réclamer, comme chirurgien, le rebouteur qu'il vient de faire condamner. (*Historique.*) D'autres fois, c'est l'avocat de la partie civile qui donne un spécimen analogue de contradiction entre le langage public et la conduite privée, etc.

Ce genre de chronique pourrait être indéfiniment développé.

§ 7.

Il est très-regrettable que, parfois, les médecins croient devoir provoquer personnellement les poursuites contre l'exercice illégal.

Pour beaucoup de médecins, combattre le charlatanisme est une préoccupation habituelle. Plus aptes que personne à juger les erreurs populaires exploitées par les médicastres, et portés peut-être à s'en exagérer les dangers, ils se croient engagés vis-à-vis de la société, à ne pas rester inactifs. La loi leur fournit un prétexte pour intervenir. En leur garantissant le monopole de leur profession, elle les autorise par cela même à arguer, contre les empiriques, d'un préjudice pécuniaire causé par une concurrence illicite.

D'abord, ce moyen indirect d'entrer dans le procès est de nature à amoindrir, aux yeux du public, la dignité professionnelle. De cette demande d'argent pour réparer la brèche faite au monopole médical, il voit seulement l'apparence d'une spéculation intéressée, et elle choque d'autant plus qu'elle est moins attendue de la part du médecin, dont le désintéressement est considéré comme un des attributs les plus essentiels. En vain les médecins, avec l'ostentation obligée, consacrent-ils à des œuvres charitables l'argent alloué par le tribunal, on se dit qu'ils bénéficieront au moins de la suppression de la concurrence, et pour les gens qui ne voient que le gros des choses, il demeure ce fait : Des médecins ont établi que les revenus de leur profession étaient diminués par la concurrence d'un infime charlatan et ont réclamé une compensation pécuniaire. Sans compter que, le plus souvent, le chiffre dérisoire de l'indemnité accordée équivaut moralement à la perte du procès.

La présence des membres du corps médical dans ces contestations judiciaires, a une autre conséquence : elle rend plus faciles ces méprises dont les médicastres tirent un si grand avantage, et laissent croire qu'il s'agit d'une rivalité de doctrines et non d'intérêts.

J'ai dit que la suppression du charlatanisme est un *desideratum* toujours présent à l'esprit des médecins, et que c'est pour atteindre ce but qu'ils recourent parfois à la fiction légale de la demande de dommages-intérêts. Cependant, je dois ajouter que, bien qu'unanimes à juger nécessaire cette intervention et à la conseiller, ils se montrent individuellement portés à la pratiquer avec moins de zèle que leurs autres devoirs. Il faut une grande abnégation pour entreprendre une pareille tâche, et, à défaut d'autres considérations, le rôle du praticien qui s'est porté partie civile présente assez de côtés désobligeants pour rebuter un homme de profession libérale.

Les sociétés de médecine ont voulu enlever à ces démarches tout caractère trop personnel; pour empêcher toute fausse interprétation de la part du public, elles ont invité tous ceux de leurs membres qui auraient motif de se dire lésés par un même empirique, à le poursuivre collectivement, ce qui a été fait; mais il ne paraît pas que les résultats de ce nouveau mode d'emploi des armes fournies par la loi ait donné une bien haute idée de leur efficacité. Qui ne voit que ces actions judiciaires collectives laissent subsister presque tous les inconvénients signalés plus haut et en aggravent même quelques-unes ?

Dernièrement, l'association générale des médecins de France a entrepris une vaste enquête sur l'état de l'exercice illégal en France. Chaque membre de la société a reçu une feuille avec invitation d'y consigner avec détail les faits patents de pratique illégale dont il pourrait avoir connaissance. Pour ma part, je n'aurais pas eu à chercher beaucoup pour remplir les cases méthodiquement dessinées de ma feuille. Mais à quoi bon ? Je l'ai laissée blanche, et bien que je ne sache pas où en est présentement l'enquête, je crains bien que le nombre des pages déjà noircies ne soit pas imposant.

Pourquoi donc cette tiédeur, anormale chez des médecins, en face d'une œuvre qu'ils croient utile ? Toutefois, s'ils avaient à cet égard quelques scrupules, ils peuvent se rassurer, car la cause de cette tendance c'est une louable répugnance à employer la force dans l'intérêt d'une doctrine.

§ 8.

Il faut bien le reconnaître : dans ce débat entre le charlatan poursuivi et le médecin, le bon droit est du côté du charlatan. A les considérer, en faisant abstraction de l'homme qui les présente, ses arguments sont sans réplique, et leur seul défaut est précisément en dehors de l'appréciation compétente des tribunaux.

A la vérité, lorsqu'un empirique vient devant les juges jouer au Galilée et affirme qu'il est en possession d'une vérité scientifique, il y a, dans l'état actuel des choses, mille probabilités pour une qu'il ment ou se trompe ; l'événement donne raison à ceux qui pensent :

> Qu'à tort et à travers,
> On ne saurait manquer condamnant un pervers.

Mais de certitude il n'y en a point, et le côté fâcheux de notre législation, c'est que si, par hasard, le prévenu disait vrai, l'issue du procès serait encore la même.

Comment savoir s'il dit vrai, sinon par le témoignage de la doctrine adverse ? Et, de tout temps, les doctrines opposées entre elles ne se sont-elles pas cru mutuellement absurdes ? Récuser ici le témoignage de la science, ce n'est point douter de sa valeur, mais seulement en réclamer un emploi plus légitime. De deux choses l'une : ou bien la science officielle est contestable, et alors elle ne doit point être favorisée par la protection de la loi, ou bien elle est incontestable, et elle ne doit avoir d'autres armes que son évidence.

On me dira que je sors de la discussion, et qu'il s'agit seulement, dans ces procès, d'un délit correctionnel à constater et non d'une doctrine à apprécier. Si l'opinion publique s'émeut à l'occasion de ces procès comme elle l'a fait dans plusieurs circonstances récentes, c'est apparemment qu'elle y voit quelque chose de plus qu'un incident judiciaire. D'un autre côté, une simple curiosité médicale remuerait moins de passions. Mais voilà une lutte engagée entre un infime aventurier et le puissant corps des médecins. La foule prend aussitôt parti pour le faible contre le fort. Le faible peut être fourbe ou imbécile, peu importe ; elle lui donne raison, parce qu'avant tout il représente un principe, une forme de la liberté, le droit aux prises avec la force. Il n'est même plus question de savoir si tel obscur charlatan ment ou dit vrai, et si la science officielle recevra un démenti du hasard. La fin du procès est attendue avec d'autant plus d'anxiété qu'elle peut consacrer un nouvel exemple de vexation exercée dans l'intérêt d'une doctrine.

Le rôle attribué à la médecine, dans ces circonstances, doit affecter péniblement tous les médecins. S'ils y trouvent une cause de défaveur pour leur profession, ce n'es pas sans motif, car la susceptibilité du public est fortement froissée lorsqu'il voit une corporation revendiquer comme un fief le gouvernement des santés. Et pour tout dire, si la vérité prenait jamais les allures d'une tyrannie, ce ne devrait pas être à propos de médecine.

§ 9.

On peut conclure de ce qui précède :

Que la répression de l'exercice illégal n'est pas fondée en principe ;

Que dans l'état de choses présent, elle est illusoire dans l'application, et va directement à l'encontre des intérêts qu'elle croit défendre ;

Et qu'une modification de la loi est urgente et indispensable.

Tout le monde est d'accord sur ce dernier point ; l'accord cesse quant au sens à donner à cette modification. La majorité des médecins inclinerait vers une aggravation de la pénalité. Toutefois, cette opinion se manifeste jusqu'à présent avec une réserve que le fait suivant peut expliquer : Il y a deux ans, la société de médecine d'un département demanda l'avis des sociétés voisines sur l'opportunité d'une réforme de la loi, dans le sens répressif. La réponse fut qu'il était prudent de ne pas attirer l'attention de l'autorité sur ce sujet, parce que cela pourrait amener, au contraire, une diminution des garanties professionnelles, ainsi qu'on avait failli le voir en 1848. A cette époque, en effet, la révolution de Février avait interrompu une discussion qui tournait très-évidemment à une solution libérale.

Est-il bien conforme à la dignité de la profession médicale de vivre ainsi, grâce à des priviléges dont une sorte de tolérance ou d'oubli fait toute la solidité ?

§ 10.

Quant à une augmentation de sévérité dans la répression, qui ne voit que cela ne servirait qu'à rendre plus évidents, par leur exagération, tous les inconvénients actuels? Transformer la tracasserie en persécution, ce n'est pas la rendre supportable. Tout ce que l'on obtiendrait serait de froisser davantage le sentiment public, d'augmenter la méfiance envers la médecine officielle, et, par contre, d'appeler une plus grande somme de sympathies sur ceux qui, en bravant la loi, s'exposeraient désormais à des poursuites plus sérieuses. Ce serait provoquer infailliblement une réaction, et l'essai d'une répression plus sévère du charlatanisme serait le meilleur moyen de prouver l'impossibilité absolue de la répression. D'ailleurs, qui pourrait conseiller cet essai, en voyant avec quelle hésitation, quelle indulgence, est appliquée la loi actuelle, et combien les juges partagent, dans la vie privée, les opinions qu'ils condamnent sur leurs siéges. Avant de désirer une loi plus rigoureuse, il faudrait avoir épuisé toute la rigueur de celle qui existe. Or, que de contraventions ne laisse-t-on point passer parce que sévir contre toutes serait interminable. Et les communautés religieuses, qui exercent publiquement la médecine, et les châtelaines bienfaisantes, pour qui un peu de pratique médicale est un des attraits de la charité?

Dans les journaux, tant d'annonces de pharmacie, ou même de parfumerie, ne sont-elles pas des consultations données illégalement, puisqu'elles contiennent l'énonciation d'une maladie, et, en regard, l'indication d'un remède, avec conseil d'y recourir. Ce n'est dénoncer personne que d'ajouter que, par leur position, les pharmaciens des villes sont forcément amenés à répondre aux questions de leurs clients, et à délivrer ainsi un nombre énorme de consultations officieuses, etc., etc. Autant de cas où personne n'a encore songé sérieusement à appliquer scrupuleusement la loi.

<h3 style="text-align:center">§ 11.</h3>

Donc nous voici devant la dernière alternative, la suppression de cette loi. Certes, personne n'est plus que moi convaincu de la supériorité exclusive de notre médecine, ou du moins de la légitimité des recherches sur lesquelles elle s'édifie journellement. Personne ne croit plus fermement que la santé et le bon sens de la nation ont un égal intérêt à ce que la médecine soit exercée par les médecins; mais je ne crois pas qu'un tel but puisse être atteint par voie de règlements administratifs. Penser autrement, c'est vouloir poursuivre un idéal qui n'a été réalisé que par la caste des prêtres-médecins de l'ancienne Égypte : organisation bonne et commode en son temps, mais ce temps est loin.

Est-ce à dire que supprimer la législation médicale serait supprimer du même coup le charlatanisme? Celui-ci diminuerait certainement, mais il procède de causes trop nombreuses et d'une nature trop intime pour pouvoir être anéanti d'un trait de plume.

Il est dans le plan de ce travail d'examiner rapidement quelles sont ces causes, et en même temps quelle serait, pour la science et la profession médicales, l'influence d'un régime de liberté.

CHAPITRE III

§ 12.

On peut, sans être séditieux, établir que l'appui effectif prêté par l'autorité aux gradés de la Faculté, et l'interdiction indirecte de se faire soigner par d'autres, ont pour résultat naturel de détourner le public de ce qu'on veut lui faire accepter; les Français, pas plus que les autres hommes, n'aiment à se sentir obligés de faire même ce qu'ils auraient volontiers fait spontanément. Le gouvernement instruit, dans ses écoles, des ingénieurs, des architectes, mais il ne les impose à personne; aussi les recherche-t-on extrêmement, et ont-ils, dans tous les cas, la préférence sur leurs concurrents. Le gouvernement fait des médecins; il les impose, et il leur voit préférer les plus infimes charlatans. Quelle différence y a-t-il entre ces deux cas, sinon que, dans le premier cas, il y a la liberté qui manque dans le second ?

Il ne s'agit pas seulement d'un esprit puéril de contradiction. Il y a dans cette attitude du public vis-à-vis des médecins une protestation d'un ordre plus élevé, ainsi qu'on s'en convaincra en se rappelant ce que nous avons dit plus haut.

Une autre cause de cette préférence accordée aux empiriques est ce sentiment qui porte les hommes, en présence de toute supériorité hautement proclamée, à imaginer un équilibre inverse. Ainsi, on accueille avec un certain empressement les récits tendant à prouver qu'un inférieur a eu plus de mérite que son supérieur, un soldat que son officier, un élève que son maître, un homme illettré qu'un savant, un médicastre qu'un médecin. Le besoin d'égalité n'est pas seul flatté par ce renversement des conventions sociales ; d'autres sentiments moins avouables y trouvent aussi leur satisfaction : l'envie qui voit ruiner les avantages qu'elle ne peut atteindre ; l'ignorance et la paresse d'esprit qui admettent avec complaisance les faits les plus incroyables, afin de conclure à l'insuffisance et à la vanité de la raison. Tout ce qui développe le goût du merveilleux et engendre la superstition, agit aussi pour produire les erreurs populaires touchant la médecine. En un mot, qu'elle soit religieuse ou médicale, la superstition est, au fond, la même, son objet seul est changé.

L'ignorance, voilà le grand mal. Je n'entends pas seulement le défaut d'instruction primaire, si commun parmi les ouvriers des villes et des campagnes, mais aussi cet éloignement absolu des sciences naturelles qu'on pouvait reprocher, il y a peu de temps encore, à l'éducation des colléges. D'où il résultait qu'un homme pouvait être un des plus instruits de la classe lettrée, posséder la tradition des grands siècles littéraires, prendre pour cela même une grande part aux affaires publiques, et être tout à fait étranger aux notions puisées directement dans l'observation des phénomènes physiques les plus journaliers et les plus simples. Si l'on a pu voir des avocats, des magistrats, et même des sommités littéraires, grossir le cortége crédule des charlatans les plus ineptes, à quelle autre cause s'en prendre qu'à cette absence de connaissances positives?

§ 13.

Voilà les causes, en quelque sorte générales. Il en est qui sont plus directement imputables à la médecine : la première est le retentissement dans le public, et la mauvaise interprétation des discussions auxquelles donnent continuellement lieu, parmi nous, divers points de pratique ou de doctrine. Se croyant placé entre une négation et une affirmation, le public renonce naturellement à décider et porte ses regards ailleurs. Une connaissance plus réelle, non point du détail des questions, mais seulement de leur nature, comporterait une solution moins radicale.

Ce n'est point le lieu d'énumérer les préjugés populaires sur la médecine et les médecins. Ce sujet seul a fourni la matière de gros livres remplis d'anecdotes bizarres.

Voici pourtant comment pourrait être exprimée l'idée fausse qui paraît dominante : la médecine entière consisterait en deux listes, l'une donnant le nom des maladies, l'autre donnant le nom des remèdes qui leur conviennent respectivement et exclusivement, en vertu de propriétés mystérieuses. Elle admet la spécificité des maladies, celle des médicaments, et croit que l'idéal de la science sera atteint lorsque chacune des deux listes contiendra le même nombre de noms. Selon cette manière de voir, les médecins deviennent une sorte de fonctionnaires ou d'industriels possédant ces deux listes, et intéressés à s'en réserver le monopole. En outre, comme les spécifiques qui restent à trouver existent individuellement quelque part dans le monde, il n'y a rien d'étonnant à ce que, parfois, une personne quelconque mette la main dessus, exactement comme s'il s'agissait d'une pierre ou d'un métal précieux. Et un homme n'a besoin d'aucune instruction, soit pour faire une pareille trouvaille, soit pour s'en servir. Avec de pareilles idées, qu'on en ait conscience ou non, il n'y a rien d'étonnant à ce qu'on aille consulter les sorciers, etc.

§ 14.

Il faut bien aussi se résoudre à voir une source permanente de discrédit pour la médecine, dans l'existence du grade d'officier de santé. Avant de poursuivre, je me hâte

de déclarer qu'il y a, dans cette classe de praticiens, d'ho-
norables exceptions ; par exemple, des hommes instruits,
que des circonstances indépendantes de leur volonté ont
empêchés de subir leurs examens de doctorat. Mais, je le
répète, ce sont de rares exceptions. Quant à la masse,
quel fonds peut-on faire sur des gens qui se sont volontairement arrêtés aux premiers pas d'une carrière où l'élève
en médecine voit s'étendre devant lui un champ d'études
que la vie entière ne suffirait pas à parcourir ? J'en appelle
à tous les médecins qui ont fait partie des jurys médicaux,
et à tous les auditeurs des examens d'officier de santé.
Croient-ils vraiment que les candidats qui viennent, après
trois ans d'études, subir leurs examens, soient capables
d'exercer la médecine dans toute la signification du mot ?
On me répondra qu'ils ne doivent pas pratiquer toutes les
branches de l'art de guérir, et que les opérations chirurgicales leur sont interdites s'ils n'ont point le concours
d'un docteur, et, d'un autre côté, qu'en tolérant la médecine de second ordre, on a voulu avoir, à la destination
expresse des localités pauvres, des praticiens moins exi-
geants que les docteurs sous le rapport des honoraires.
C'est une double erreur. D'abord, sans vouloir discuter
l'application, en pareille matière, du principe de la divi-
sion du travail, je dirai qu'il faut autant d'instruction pour
agir ou temporiser, dans le traitement d'une maladie in-
terne, que pour décider une opération, et surtout pour la
pratiquer. Il semblerait que la loi, sceptique en thérapeutique, ait pensé que les méprises dans le traitement des
maladies internes, sont sans conséquence, et qu'on avait
suffisamment protégé la santé publique en empêchant les
fautes par trop évidentes qui se peuvent commettre dans

les opérations chirurgicales. Ici, et là, pourtant, la faute est égale. Il n'y a de variable que son degré d'évidence, pour les gens étrangers à l'art. Quant au résultat, il est le même, et l'on tue aussi bien un homme pour lui avoir administré intempestivement une drogue, que pour avoir négligé de lier une grosse artère dans une opération.

En second lieu, les officiers de santé ne vont pas tous s'établir modestement dans les localités pauvres. Beaucoup préfèrent aller dans les villes, exercer quelque spécialité; ils prennent alors le titre de médecin de la Faculté de Paris, et si, comme cela arrive quelquefois, ils ne conservent pas intactes les allures sévères de la profession, le public, peu versé dans la connaissance de la hiérarchie médicale, étend au corps tout entier le blâme mérité par quelques membres.

Voilà un aperçu incomplet des causes d'un malentendu regrettable. Pour la plupart, le remède est naturellement indiqué. Cependant, il peut être utile de rechercher quelle forme il convient de lui donner et quel en serait l'effet immédiat.

CHAPITRE IV

§ 15.

Supposons purement et simplement supprimés les articles du Code relatifs à l'exercice illégal de la médecine. En quoi la nouvelle situation différerait-elle de l'ancienne ? D'abord, le nombre des procès serait diminué. Ceux où il s'agirait de délits communs, commis sous prétexte de médecine, comme escroquerie ou homicide par imprudence, n'en auraient pas moins lieu ; seulement, ils seraient approuvés sans réserve par l'opinion publique, qui n'aurait plus de motif d'y voir un parti pris hostile de la part de la Faculté.

D'un autre côté, chacun étant, en principe au moins, libre de faire de la médecine, celui qui usurperait un titre médical serait sans excuse et son intention frauduleuse évidente. Enfin, rien ne venant plus forcer le choix des malades, ceux-ci ne seraient empêchés par aucun instinct d'opposition, de s'adresser aux véritables médecins. Dès que les diplômes conférés par la Faculté cesseraient d'être obligatoires, ils deviendraient la seule recommandation admissible et la plus recherchée par les médecins. A moins de désespérer tout à fait du bon sens public, dont on exige tant d'ailleurs, il faut croire qu'il en serait pour la médecine comme pour les ingénieurs, les professeurs, etc., et que, toutes choses égales, on préférerait toujours ceux dont le mérite a été constaté par des actes authentiques.

La suppression seule de la loi ferait donc beaucoup plus pour détruire l'exercice illégitime (et non illégal) de la médecine, que toutes les poursuites judiciaires possibles. Elle aurait un autre avantage, dont je soumets l'évaluation aux professeurs de nos trois Facultés : Si le diplôme n'était pas légalement indispensable aux praticiens, les jurys d'examen ne pourraient-ils pas se montrer encore plus sévères dans la concession des titres qu'on ne l'est maintenant ? Il est évident que les hommes de notre profession sont actuellement, autant que ceux de toute autre, à la hauteur de leurs délicates fonctions, et ce n'est pas peu dire, si l'on considère l'étendue, la variété et la difficulté de leur art. Faut-il déclarer, pour cela, que le niveau de leur instruction ne puisse plus être élevé ?

Si l'on admet que tout soin médical, même le moins important, nécessite l'action d'un praticien diplômé, n'est-il pas à craindre que le besoin de fournir un nombre de médecins suffisant pour la population ne parle quelquefois trop haut dans l'appréciation du mérite des candidats, et ne sollicite trop activement l'indulgence des juges ? Le fait suivant donnerait une certaine consistance au doute émis ici : Le nombre des candidats qui renoncent à obtenir le diplôme de docteur, à cause des difficultés qu'ils y trouvent, est peu élevé eu égard à la longueur et à la nature de leurs études. Je ne puis pas donner, sur ce point, de chiffres exacts; il faudrait connaître le nombre des premières inscriptions et le comparer à celui des diplômes; on verrait alors que les jeunes gens rebutés par la sévérité des épreuves à traverser ne sont pas plus nombreux pour la médecine que pour les autres carrières, résultat dont on s'étonnera si l'on considère la difficulté relative des différentes professions.

Si, au contraire, les Facultés ne se croyaient pas obligées de fournir un nombre donné de docteurs, elles pourraient se montrer plus parcimonieuses dans la distribution des diplômes, et exiger un degré encore plus élevé qu'à présent d'instruction et d'expérience. Cela serait d'autant plus facile, que les examinateurs n'auraient plus l'occasion de céder à des considérations personnelles aux candidats. On peut, en effet, supposer que, dans quelque cas, la pensée que l'étudiant, s'il n'est pas jugé digne du grade de docteur, va se trouver sans profession après avoir perdu ses plus belles années, peut porter des juges trop indulgents à sacrifier l'intérêt général à un intérêt particulier. Une pareille tendance n'aurait pas lieu de se manifester, si, même privé de diplôme, l'étudiant avait légalement la possibilité d'exercer la médecine.

Tout le monde gagnerait à ce que le doctorat fût une distinction moins banale. On ne peut pas dire que le nombre actuel des médecins est nécessité par les besoins de la population. Cela serait vrai si leur répartition sur le territoire était réglée; mais elle ne l'est pas; les médecins, par un calcul bien concevable, se portent tous sur les grandes villes, où ils peuvent espérer une rémunération satisfaisante de leurs travaux. L'encombrement qui en résulte est pour beaucoup d'entre eux une source de déceptions, et aussi, pour quelques-uns, de démoralisation. Le moindre inconvénient de cette accumulation est une perte considérable de forces vives, une sorte de gaspillage de talents, par l'abus qui se fait du recours au médecin dans une foule de cas où la moindre notion d'hygiène rendrait leur présence inutile.

Qu'on suppose, au contraire, un corps peu nombreux de docteurs en médecine, représentant de véritables notabilités scientifiques ; on ne les appellerait qu'en cas de besoin réel, et leurs fonctions seraient au niveau de leur compétence.

§ 16.

Une telle modification serait suivie de plusieurs autres, profondes, dans l'organisation médicale. Pour éviter la concurrence que les trois Facultés pourraient établir entre elles au moyen du plus ou moins de facilité offert aux candidats, il serait bon que les études pussent être faites partout, mais que le jury délivrant les diplômes fût unique.

Il serait de toute nécessité, en vue d'un nouvel ordre de choses, que la durée du stage obligatoire, dans les hôpitaux, fût considérablement augmentée, et que les manipulations et études pratiques fussent l'objet d'une vérification plus minutieuse (1).

Il est, en outre, fort désirable de voir cesser cette espèce de huis-clos dans lequel les Facultés confèrent leurs grades. Actuellement, le public est tout à fait ignorant des conditions diverses de la vie scolaire et de la hiérarchie médicale. Pourquoi les journaux, qui enregistrent si soigneusement la moindre mutation dans l'armée ou dans la marine, n'insèreraient-ils pas les actes des Facultés? Outre l'avantage de préciser, pour le public, bien des notions vagues, et de le mettre à même d'apprécier les titres de fantaisie dont pourraient se décorer les charlatans, il y en aurait deux autres : le premier, de relever un peu l'importance de la médecine aux yeux de l'immense quantité de gens qui n'attachent de l'intérêt qu'aux choses mentionnées par leur journal ; le second, de remplacer avec plus d'authenticité les bulletins que, récemment encore, la Faculté envoyait aux parents des élèves.

Mais ce n'est point ici le lieu d'insister sur les voies et moyens d'une réforme dont nous voulons seulement montrer l'urgence.

---

(1) Depuis que ceci a été écrit, un arrêté ministériel a élevé la durée du stage, dans les hôpitaux, à deux ans. Cette augmentation prouve l'opportunité de nos observations ; mais, faite dans cette mesure, elle les laisse subsister entièrement. Il suffit, pour s'en convaincre, de se représenter le nombre des services de médecine ou de chirurgie consacrés à des maladies, des sexes et des âges différents, et de calculer combien de temps, en moyenne, un élève pourra donner à chacun d'eux dans l'espace de vingt mois.

Dans la pharmacie, qui n'est ni plus vaste ni plus ardue que la médecine, le temps obligé d'études pratiques est beaucoup plus considérable.

Beaucoup d'élèves en médecine, ceux qui passent par l'internat des hôpitaux, prolongent volontairement leurs études cliniques jusqu'à huit ans, dix ans et même plus. Pourquoi ne pas rendre obligatoire pour tous ce dont ceux-là ont senti la nécessité ?

§ 17.

On pourrait se demander si le nombre, ainsi restreint, des médecins, suffirait encore au traitement des malades. Je ne répondrai pas qu'ils seront suppléés par les médecins non gradés, parce que, ainsi que je crois l'avoir fait comprendre, ceux-ci n'auront plus de raison d'être dès qu'ils ne représenteront plus une protestation contre le monopole. Mais je crois que lorsque le public sera en possession de notions plus saines sur la médecine, il aura moins besoin du médecin.

Ce n'est pas qu'on doive approuver l'idée d'enseigner la médecine aux gens du monde, de telle sorte qu'ils puissent, le plus souvent, se passer des lumières d'un homme spécial. L'art de guérir ne peut pas plus entrer dans un manuel en quinze leçons, que l'art de peindre ou de naviguer. Ce qu'il faudrait, au contraire, inculquer aux gens du monde, c'est une idée plus exacte de la nature double de la médecine, à la fois science et art ; et ils ne pourraient concevoir la grandeur du sujet que lorsqu'ils auraient entrevu, au moyen de quelques études d'histoire naturelle, l'effroyable complication du plus simple d'entre les phénomènes de la vie. Ce coup d'œil jeté sur l'objet de nos études, les ayant convaincus de la validité des raisons qui doivent leur faire abandonner la pratique de la médecine aux médecins, des notions tant sur l'hygiène proprement dite que sur les soins hygiéniques qui suffisent dans la plupart des affections légères, achèveraient de diminuer la tâche des médecins ; — tâche qui s'amoindrira de plus en plus, à mesure que se réaliseront les progrès déjà pressentis de la thérapeutique. — Une comparaison un peu grossière fera comprendre ma pensée : celui qui possède une montre n'a pas besoin d'en connaître le mécanisme aussi bien que l'horloger, pour éviter sa détérioration, en prenant les précautions convenables ; il lui suffit d'avoir une idée approximative de ce mécanisme et de sa délicatesse ; d'un autre côté, lors même qu'il le connaîtrait aussi bien qu'un horloger, il n'essaierait pas pour cela de la réparer lui-même, en cas de dérangement, sachant bien qu'il lui manque et les outils et la pratique nécessaires. — C'est là précisément, la mesure des connaissances médicales que je souhaiterais voir répandre. Aux gens de toute profession, tentés d'avancer trop sur le terrain médical, on conseillerait de se rappeler ce qu'ils pensent chaque fois qu'ils entendent les sujets habituels de leurs occupations traités par des personnes étrangères. Qu'ils soient bien certains qu'à leur tour ils ne commettent pas moins d'erreurs, en voulant appliquer à la médecine les notions qu'ils possèdent d'ailleurs.

La manière la plus simple et la plus efficace de répandre ces notions positives, proclamées si nécessaires par l'honorable promoteur et président de l'Association générale des médecins de France, serait sûrement d'en faire une partie de l'enseignement secondaire. En réfléchissant sur ce sujet, on trouverait peut-être quelque avantage à diminuer, dans les jeunes esprits, la part de la tradition grecque et latine, au profit de connaissances d'un intérêt plus vif et plus direct, — non que l'étude de l'antiquité classique soit mauvaise, tant s'en faut ; mais à être moins précoce et moins exclusive, elle gagnerait sans doute en profondeur et en utilité. Je n'insiste pas sur ce point, qui vaut la peine d'être traité à part.

Enfin, pour terminer, notons deux des plus désirables parmi les conséquences de la suppression de la loi : Les médecins cesseraient d'être responsables, vis-à-vis de l'opinion publique, des poursuites judiciaires dont ils ne profitent pas matériellement, loin de là. De plus, serait détruite cette contradiction, pénible pour la dignité de tous, entre le langage officiel et les convictions privées. On a vu par quelques exemples, que j'aurais facilement pu multiplier, jusqu'à quel point peut arriver cet antagonisme. Quand une institution quelconque en est venue à vivre d'un pareil compromis, le mieux à faire, dans l'intérêt général, est de la supprimer franchement.

§ 18.

J'ai, sans doute, négligé bien des questions soulevées par celle de l'exercice illégal de la médecine. On peut cependant voir, d'après celles que j'ai touchées, que bien qu'il ne s'agisse que d'une simple modification administrative, les intérêts les plus divers et les plus élevés peuvent

y trouver une satisfaction réclamée depuis longtemps.
Que, dans ce cas, la logique et la liberté sont compatibles
avec le bien public.

Je finis en rappelant à mes confrères que bientôt, vrai-
semblablement, ils auront à se prononcer sur cette question : Faut-il-demander à l'autorité une répression plus
énergique de l'exercice illégal, ou bien demander la consé-
cration, par la loi, des mœurs et des usages actuels? — Je
crois avoir montré de quel côté est le véritable intérêt de
notre profession.

Soyons donc dignes de cette profession libérale entre
toutes, et ne laissons pas imposer en notre nom ce que
nous croyons être la vérité; ou bien, s'il faut parler un
langage plus habile, soyons les premiers à solliciter une
réforme qui se fera quand même sans nous, et, peut-être,
contre nous.

Quant à ceux qui craignent que le public, laissé libre,
ne s'égare dans le choix de ses médecins, qu'ils travaillent
plutôt à l'éclairer; car, quoiqu'on fasse, chacun a toujours
la médecine qu'il mérite.

FIN.

9 782329 289908